ÉTUDE

SUR

LE XANTHÉLASMA

PAR

F. DUROSELLE
Docteur en médecine de la Faculté de Paris,
Ancien interne provisoire.

PARIS
A. PARENT, IMPRIMEUR DE LA FACULTÉ DE MÉDECINE
A. DAVY, successeur
52, RUE MADAME ET RUE MONSIEUR-LE-PRINCE, 14

1885

ETUDE

SUR

LE XANTHÉLASMA

ÉTUDE

SUR

LE XANTHÉLASMA

PAR

F. DUROSELLE
Docteur en médecine de la Faculté de Paris,
Ancien interne provisoire.

PARIS
A. PARENT, IMPRIMEUR DE LA FACULTÉ DE MÉDECINE
A. DAVY, successeur
52, RUE MADAME ET RUE MONSIEUR-LE-PRINCE, 14

1885

ETUDE

SUR

LE XANTHÉLASMA

AVANT-PROPOS.

Le xanthelasma (1) est caractérisé cliniquement, par des taches, des tubercules ou des tumeurs, le plus souvent jaunâtres, bien circonscrits, de dimensions variables, siégeant dans le derme, le chorion ou les tissus séreux et histologiquement par la prolifération des éléments du tissu conjonctif et le dépôt simultané de matières grasses dans les cellules.

Les noms sous lesquels il fut désigné par les différents auteurs, sont les suivants :

Molluscum sebaceum, laminæ flavæ epithelii cutis (Erasmus Wilson); Moluscum cholestéarique ou cholestérique, cholestéatome (Bazin); Vitiligoïdea (Addison et Gull); Xanthoma (Fr. Smith, Kaposi); Fibroma lipomatodes (Virchow); taches hépatiques, endotheliome

(1) De ξανθος, jaune et ελασμα, plaque de métal (W. Foot).

adipeux (de Vincentiis) ; Xantelasma (Erasmus Wilson).

C'est une affection dont la connaissance est de date relativement récente, puisque la première mention qui en soit faite est due à Rayer, qui, dans l'atlas des maladies de la peau, en figure un cas qu'il accompagne de la courte notice suivante : « On observe quelquefois, sur les paupières et dans leur voisinage, des plaques jaunâtres, semblables pour la couleur à la peau de chamois, légèrement saillantes, molles, sans chaleur ni rougeur, quelquefois disposées d'une manière assez symétrique. »

Mais ce n'est que depuis le travail d'Addison et Gull, paru dans *Guy's Hospital Reports*, 1851, que l'attention des médecins fut attirée vers cette affection assez étrange. Dès lors les recueils périodiques français et étrangers en contiennent des observations ; des travaux importants, faits par des médecins et des histologistes célèbres, sont publiés dans diverses revues, et l'histoire de la maladie, tant au point de vue clinique qu'au point de vue histologique, s'enrichit peu à peu. Hutchinson démontre qu'il existe une relation entre le xanthelasma et les affections du foie ; les cas liés au diabète deviennent de plus en plus nombreux et marquent ainsi qu'il y a entre ces deux affections plus qu'une coïncidence. Waldeyer, Virchow etc., entreprennent l'étude des lésions élémentaires que MM. Chambard et Balzer reprennent et complètent. Enfin M. Quinquaud inaugure la phase des recherches de chimie biologique et essaie sur cette base, de donner une solution plus approchée du problème.

Dans ce travail nous étudierons successivement les

symptômes, la marche, les terminaisons et l'étiologie du xanthelasma ; nous exposerons ensuite les résultats acquis sur l'anatomie pathologique de cette affection, ainsi que les différentes opinions émises sur sa nature et sa pathogénie, et nous terminerons par le diagnostic, le pronostic et le traitement.

Un index bibliographique des différents travaux parus sur la question et groupés par années, ainsi que la liste des moulages du musée de l'hôpital Saint-Louis, permettront de recourir aux sources et de prendre connaissance des principaux types du xanthelasma.

SYMPTOMES ET SIÈGE.

Le xanthelasma se présente sous des aspects différents. Tantôt il affecte la *forme plane,* c'est-à-dire qu'il est constitué par des macules plus ou moins larges et irrégulières, faisant à la surface de la peau, des muqueuses ou des séreuses une saillie nulle ou à peine marquée, tantôt, au contraire, il apparaît sous forme de *nodules* de dimensions très variables, puisque leur diamètre, qui peut ne pas excéder celui d'un grain de millet, peut atteindre celui d'un œuf de poule. On rencontre toutes les dimensions intermédiaires entre ces deux extrêmes ; de telle sorte qu'on pourrait considérer au xanthelasma deux formes, l'une plane, l'autre nodulaire. Mais cliniquement cette dernière ayant été subdivisée en deux variétés, l'une appelée tuberculeuse, l'autre tubéreuse ou en tumeur, nous admettons trois formes de cette affection que nous décrirons séparément et qui sont :

1° *Le xanthelasma plan.*

2° *Le xanthelasma tuberculeux.*

3° *Le xanthelasma en tumeur.*

Le *xanthelasma plan* est constitué par des taches jaunes, rappelant la coloration de la *peau de chamois,* très peu saillantes ou non, de consistance molle, de forme ovoïde, quelquefois très irrégulière et dont les contours nettement définis, ont été comparés aux découpures de certaines feuilles (1). A la vue, leur surface ne paraît pas toujours lisse, et semble un peu inégale et comme composée d'une réunion de petits granules aplatis et juxtaposés, visibles surtout sur les bords. Mais le toucher vient rectifier cette erreur et permettre de s'assurer qu'à leur niveau la peau est *unie*, *douce*, de *consistance normale*.

Le xanthelasma tuberculeux est formé de *nodules* durs, d'une extrême petitesse, ainsi que cela se voit au niveau des plis de flexion des doigts, mais pouvant acquérir en d'autres points le diamètre d'une lentille. Leur volume moyen est assez exactement celui d'un grain de chènevis.

Leur coloration est la même que celle de la variété plane. Ils peuvent être *isolés*, séparés les uns des autres, par des espaces de peau saine, ou atteinte de xanthelasma plan ; ou bien au contraire, rapprochés, *confluents*, se touchant par leurs bords, former une sorte de plaque grenue, irrégulière, plus ou moins large.

Leur mode de groupement présente parfois la disposition suivante : à la périphérie, il existe une zone où les tubercules sont petits et très espacés ; puis vient une région moyenne où leur volume a augmenté en même temps qu'ont diminué les intervalles de séparation, enfin une région centrale où, serrés les uns contre les autres, ne laissant entre eux aucun intervalle de peau saine, ils forment un placard assez étendu. C'est là en quelque sorte une forme de passage vers la troisième variété.

Celle ci appelée *xanthelasma* ou *xanthome en tumeur*,

(1) Straus. Des ictères chroniques.

consiste en nodules dont le volume varie depuis celui d'une *noisette* jusqu'à celui d'un *œuf de poule*. Ces tumeurs isolées ou conglomérées, sont *dures*, *rénitentes* et donnent dans certains cas une sensation de lobulisation. Enchâssées dans la peau avec laquelle elles font corps, tantôt elles se déplacent facilement sur les plans sous-jacents, tantôt au contraire, elles adhèrent aux tendons, aux ligaments, au périoste, de telle sorte que les mouvements qu'on leur imprime peuvent être rendus absolument impossibles, ou limités à une certaine direction et à une certaine étendue.

Dans d'autres cas, plus rares, il n'existe pas d'adhérences cutanées, et la tumeur est solidement fixée à un tendon. On la voit alors pendant l'extension et la flexion suivre les mouvements de ce tendon, et glisser librement sous la peau.

Dans ces trois formes, surtout dans la tuberculeuse, on observe, non d'une façon constante, des troubles de la sensibilité qui naissent spontanément ou sont provoqués par la pression.

Les premiers consistent en *fourmillements* ou *picotements* et quelquefois en *douleurs très vives*, comparables à celles qu'occasionnent les névromes. Les seconds sont des phénomènes douloureux assez pénibles pour rendre impossibles certaines positions, certains actes. C'est ainsi que des malades ne peuvent ni s'agenouiller ni s'asseoir, et que d'autres sont incapables de tolérer dans la main le contact d'un corps dur ou pesant.

Parfois, au lieu de ces sensations douloureuses, il existe une anesthésie plus ou moins complète.

Il faut dire que souvent, l'affection est *indolore*, et que les seuls inconvénients éprouvés, sont de la gêne dans les mouvements des paupières ou des articulations et surtout de l'ennui qu'entraîne une difformité qui ne laisse pas que d'être d'un aspect assez désagréable. C'est cette considération seule qui bien des fois amène le malade au médecin.

Quant aux symptômes généraux, ils sont le plus souvent *nuls*, ou dépendent de la maladie générale concomitante. Cependant ils ont été particulièrement graves et inquiétants dans un cas relaté par le Dr Rigal, dont je résume la partie clinique.

Observation. — Le soldat Roussel, solide et bien constitué, sauf une certaine tendance à la scrofule, se plaint d'une grande fatigue et de douleurs dans les cuisses, augmentées par le frottement du pantalon. Jusqu'à ce jour il a joui d'une assez bonne santé. Son père est actuellement vivant, ses frères et sœurs sont très robustes. Sa mère est morte d'une affection chronique qui est probablement la phthisie pulmonaire.

En Afrique, éruption durant cinq ou six semaines et ayant laissé des cicatrices encore visibles.

Plus tard otorrhée.

En juillet 1879, après une immersion prolongée dans l'eau froide, survient une tuméfaction de la face ressemblant à un érysipèle et s'accompagnant sur les jambes et sur les cuisses de plaques saillantes isolées, mal délimitées, non symétriques. Hyperesthésie généralisée, pas d'albumine. Convalescence après cinq semaines de maladie.

En mars 1880, symptômes analogues, un peu plus accentués, coloration ardoisée de la peau dont la surface est irrégulière. Au toucher on constate des bosselures, des dépressions, de larges plaques indurées. Ces bosselures sont dures, arrondies, de la dimension d'un grain de millet à celui d'une lentille; isolées ou confluentes. On les rencontre au visage, aux paupières, au cou, aux bras, aux avant-bras, à la région dorsale de la main, des doigts, des pieds, aux fesses, aux cuisses et aux jambes. Elles sont confluentes à la face et aux parties externes des cuisses et jambes. Elles manquent partout ailleurs.

Elles sont douloureuses spontanément et à la pression, mieux circonscrites le matin, elles deviennent diffuses le soir et semblent se confondre par leurs bords. Parfois elles disparaissent complètement pour revenir après un laps de temps indéterminé.

Elles se développent en général par poussées de trois ou quatre qui sont annoncées par un picotement désagréable. Le lendemain apparaît un petit point rouge qui, après quelques jours d'état stationnaire se développe en un tubercule. Apyrexie complète. Appétit excellent. Selles régulières, normales, jamais d'ictère. Tous les viscères paraissent absolument sains. Pas de syphilis. Léger œdème périmalléolaire, suppression progressive de la sueur.

Quelques jours après l'admission à l'hôpital, l'état général devient mauvais, l'œdème se généralise, et le cinquième jour, aspect demaladie de Bright.

Pouls normal, température 37°, un peu de gêne de la respiration sans cause apparente. Urines normales, pas de modifications microspiques du sang.

L'état général s'aggrave encore, la gêne de la respiration devient plus grande, une terminaison fatale prochaine est à craindre.

A ce moment, rétrocession de la maladie, l'œdème disparaît, l'appétit revient, les forces renaissent peu à peu et deux mois après, le malade part en convalescence.

Le traitement a consisté en toniques légers, iodure de potassium, 5 grammes.

Six mois plus tard, Roussel revient et reprend son service ; il semble avoir un peu maigri ; on a quelque peine à obtenir de lui qu'il entre à l'infirmerie où quinze jours après, il meurt presque subitement d'œdème de la glotte.

C'est là un fait jusqu'alors *unique* dans l'histoire du xanthelasma.

Les différentes formes peuvent se trouver réunies sur le même individu, ou bien elles se montrent isolément. Chacune d'elles affecte des localisations spéciales sur lesquelles nous reviendrons plus loin.

Le xanthome se développe dans la *peau*, dans les *muqueuses*, dans les *séreuses*.

Dans la peau, il se trouve aux paupières, au nez, aux joues, aux oreilles, au cou et à la nuque, plus rarement sur le tronc. Aux membres, il existe principalement au niveau des plis de flexion et des parties saillantes, comme les coudes et les genoux. On le rencontre aussi aux organes génitaux (Chambard).

Dans les muqueuses il a été signalé sur divers points des appareils digestif, respiratoire et oculaire.

Les lèvres, les gencives, la langue, le voile du palais et la partie supérieure de l'œsophage (Pye-Smith, Wickham, Legg) ont été atteints; il existe un cas ayant eu pour siège les canaux biliaires (Pye-Smith).

Wickham, Legg et Chambard ont cité chacun un exemple de localisation au larynx, à la trachée et aux bronches.

Virchow a examiné une tumeur excisée sur la cornée d'un malade de la clinique de Von Graefe et qui fut reconnue comme étant un xanthome.

Enfin MM. Malassez et de Sinéty ont démontré son

existence sur les parois d'un kyste de l'ovaire prolifére.

Au niveau des tissus séreux on l'a rencontré sur la tunique interne de l'aorte, de l'artère pulmonaire, sur l'endocarde de l'auricule gauche (Hilton Fagge) et sur celle de l'oreillette droite (Balzer). Wickham Legg l'a trouvé sur la capsule de la rate et sur la portion du péritoine qui enveloppe le rectum.

Le périoste, les gaines tendineuses et les tendons ont été également le siège de la maladie, et MM. Chambard et Gouilloud en ont décrit un cas surajouté à un molluscum.

Les localisations sont diverses suivant les formes de la maladie. C'est ainsi que le xanthome plan envahit de préférence les *paupières*, qui en sont le siège de prédilection et sur lesquelles il reste souvent confiné, et les *plis de flexion* des membres ; tandis que le xanthome en tumeur affecte principalement les parties saillantes du côté de l'extension, comme les *coudes*, les *genoux*, les *fesses*. Le xanthelasma tuberculeux offre une plus grande tendance à la dissémination et à la généralisation et, en général, moins d'ordre dans la façon dont il est réparti. C'est, en effet, dans cette variété, que fait le plus souvent défaut *la symétrie qui dans les autres est parfois d'une régularité frappante* (1).

De ces trois formes, la tubéreuse pourrait être considérée comme exclusivement cutanée et sous-cutanée,

(1) Voir in Rivista Clinica, 1883, l'une des planches qui accompagnent le travail de M. Vincentiis.

s'il n'existait le cas unique examiné par Virchow, et concernant un nodule cornéen. Les deux autres se montrent sur la peau, les muqueuses et les séreuses. Mais quand les cavités internes sont envahies, le xanthome tuberculeux atteint uniquement les muqueuses, tandis que dans les séreuses la forme plane est la seule qui y ait été rencontrée.

DEBUT. MARCHE. DURÉE. TERMINAISON.

En général, le début du xanthome, quand il se développe sur les parties ordinairement couvertes, échappe au malade. En effet, les taches ou les nodules qui le constituent sont, à cette période, très petits, difficiles à voir quand l'attention n'est pas attirée de ce côté, et aucun symptôme précurseur ne vient avertir de l'invasion d'un trouble aussi peu marqué. Cependant on a décrit, mais c'est là un fait inconstant, comme phénomènes prémonitoires, des démangeaisons, des fourmillements ou des picotements, une sensation de chaleur assez désagréable qui poussent les malades à examiner à plusieurs reprises les parties qui en sont le siège. Dans ces cas, dont l'exactitude a pu êtr vérifiée par l'observation directe de quelques médecins (1), apparaissent de petites taches congestives dont la rougeur disparaît sous la pression du doigt en laissant voir à sa place une teinte d'un jaune spécial. Si l'affection débute par les paupières, comme c'est le cas le plus ordinaire, ces macules situées au niveau du grand angle de l'œil, deviennent plus larges, se réunissent par leurs bords, perdent la coloration rougeâtre qu'elles possédaient à l'origine et constituent les taches caractéristiques plus ou moins régu-

(1) Cas de Rigal. Quinquaud, Bull. de la Soc. clin., 1878.

lières et allongées transversalement. Au niveau des membres elles s'étendent suivant les plis de flexion en formant de fines lignes jaunes très nettes. Quand l'affection doit revêtir la forme tuberculeuse ou tubéreuse, les macules, au lieu de s'étendre en largeur, deviennent proéminentes, et leur accroissement se fait, soit par développement excentrique, soit par réunion avec les petits nodules voisins. Mais cette extension procède, en général, avec une extrême lenteur, et il faut plusieurs années pour qu'une tumeur xanthelasmique parvienne à acquérir le volume d'une amande (1). Souvent confinées aux paupières dont elles ne franchissent pas les limites dans un grand nombre de cas, les taches peuvent, peu à peu, envahir différentes régions du corps en procédant par poussées successives, parfois très symétriques. Mais, en général, ces éruptions sont peu nombreuses et le xanthelasma a assez vite atteint son maximum de dissémination. Ce n'est guère que dans les cas liés au diabète où l'on observe une succession assez fréquente des poussées de papules.

Parvenu à ce point, le xanthome reste stationnaire ou bien il diminue et disparaît sans jamais subir de dégénérescence ulcérative ou gangréneuse.

Quand il reste stationnaire il peut durer de longues années sans présenter la moindre modification, et sans altérer en rien la santé des personnes qui en sont atteintes.

Quand il disparaît, il le fai de deux façons, soit len-

(1) Brachet et Monnard.

tement, progressivement, sans laisser après lui aucune trace visible, comme c'est le cas d'un malade du Dr Legg qui, après avoir eu à la suite d'une jaunisse un xanthelasma multiple, vit disparaître au bout de trois ans cette éruption, et la peau des parties antérieurement malades redevenir absolument saine ; soit rapidement, en quelques jours, comme cela se rencontre chez les diabétiques (1). M. Chambard en cite un cas observé par M. Hillairet, dans une courte note que je transcris textuellement ; « Cette malade, diabétique et rhumatisante, voyait sa santé s'améliorer et son éruption xanthomique généralisée pâlir et s'effacer presque entièrement, lorsqu'elle menait pendant quelque temps une vie régulière et sobre ; mais, grande amie du plaisir et de la bonne chère, elle était prise de douleurs, de glycosurie et d'une nouvelle poussée tuberculeuse le lendemain même des jours ou plutôt des nuits où elle avait sacrifié à ses penchants pour les longs repas nocturnes largement arrosés de vins généreux. »

En somme, début en général inaperçu, marche et extension lente, période d'état, pour ainsi dire indéfinie, sans tendance à la destruction, sont les caractères les plus habituels de l'affection. Cependant quelquefois elle se développe assez vite, la période d'état peut être relativement courte, et la guérison survient d'une façon radicale, sans qu'il reste de trace des lésions primitives.

(1) Malcom. Morris. Trans. of the path. Soc. of London, 1883.

ETIOLOGIE.

L'affection dont nous nous occupons peut se rencontrer à *tous les âges ;* il existe des cas ayant débuté douze ou quinze mois après la naissance (1), et d'autres n'ayant fait leur apparition que pendant la vieillesse; le plus ordinairement, c'est la période moyenne de la vie qui en fournit le plus grand nombre.

Le sexe ne paraît pas avoir d'influence bien marquée ; cependant les hommes y seraient moins sujet que les femmes (Addison et Gull).

Quant à l'*hérédité*, elle a été constatée d'une façon certaine dans un cas (2).

Comme causes immédiates, Hutchinson admet que « toute cause capable de produire des aréoles sombres

(1) T. Colcott Fox. The Lancet, 1879, t. II.

(2) Church. St Barthol. Hosp. Rep., 1874. Il s'agit d'une famille composée de 3 garçons et 4 filles :

Le fils aîné a 3 filles, dont une atteinte de xanthelasma.

Le deuxième fils présente une pigmentation considérable de la peau.

Le troisième fils meurt jeune.

La première fille a du xanthelasma.

La deuxième fille a un fils atteint de xanthelasma.

La troisième fille n'a rien, non plus que ses enfants.

La quatrième fille a du xanthelasma et un de ses cinq enfants en est aussi atteint.

autour des yeux, — grossesse, troubles hépatiques, maladies de l'ovaire, simple fatigue nerveuse, — peut prédisposer au xanthelasma. » Il y aurait certes bien des prédisposés.

Il n'en reste pas moins à déterminer les causes capables de profiter de cette prédisposition pour produire le xanthelasma.

Les circonstances dans lesquelles il se montre sont très diverses. En effet, les personnes qu'il atteint peuvent être rangées dans trois catégories :

1° Ou bien elles jouissent d'une santé excellente et leurs antécédents pathologiques sont sans tache ;

2° Ou bien, au contraire, elles ont ou ont eu une maladie générale plus ou moins grave, déterminant une altération organique plus ou moins profonde.

3° On a enfin observé des cas pour ainsi dire intermédiaires dans lesquels il n'y a pas, à proprement parler, maladie, mais seulement présence d'une diathèse, qui met l'organisme dans un état probablement favorable à la production du xanthome.

Les maladies générales au cours desquelles il a été trouvé, sont au nombre de quatre : l'*ictère*, le *diabète*, l'*ataxie locomotrice* et le *goitre exophthalmique* ; les diathèses au nombre de deux : la *scrofule* et l'*arthritis*. Mais la valeur de cette coïncidence est très différente.

(1) La cause productrice de l'ictère ne paraît pas jouer un rôle important dans la production du xanthelasma. On l'a noté au cours d'ictère d'origine très différente : cirrhose hypertrophique, oblitération des conduits biliaires (Pye-Smith), kyste hydatique (Chambard).

Tandis que l'ataxie et la maladie de Basedow n'ont à leur actif chacune qu'un seul cas, les deux premières, et surtout l'ictère, en comptent un nombre tout à fait digne d'attirer l'attention.

Le goitre exophthalmique est une maladie rare par rapport à l'ictère et au diabète, mais il n'en est pas de même de l'ataxie et on serait mal fondé à soutenir qu'il n'y a entre les maladies générales et le xanthelasma qu'une simple relation de coïncidence.

Le fait même de la rareté de cette affection en dehors du diabète, de l'ictère et des diathèses dont nous parlerons plus loin, plaide en faveur de l'opinion qui soutient que les modifications intimes que subit l'organisme en proie à ces états morbides, ne sont pas sans influence sur la production du xanthome.

Laissant de côté le goitre exophthalmique et l'ataxie, nous ne nous occuperons que de l'ictère et du diabète.

Hutchinson le premier, dans le 54me volume des *Medico-chirurgical Transactions*, signala les relations qui existent entre le xanthome et les maladies de foie. Sur les 36 cas qu'il a observés, il note six fois l'ictère.

Cette proportion est assez faible, mais les faits du médecin anglais sont des cas de xanthelasma limités aux paupières, et dans cette circonstance, suivant la remarque de M. Straus, de Spencer Watson, de Hilton Fagge, l'ictère est exceptionnel. Il serait au contraire la règle quand les tubercules sont multiples et l'éruption généralisée..

Ce dernier auteur va même jusqu'à prétendre que quand la maladie est généralisée, il y a toujours jaunisse. Sans tomber dans cette exagération, il est certain que le xanthelasma est fréquemment accompagné d'ictère. Ainsi, sur 37 observations rassemblées par Kaposi, la jaunisse a été notée quinze fois, c'est-à-dire : dans un peu moins de la moitié des cas. En général, elle précède l'éruption xanthelasmique de plusieurs mois, quelquefois, de quelques années ; mais exceptionellement le contraire a lieu, et c'est le xanthelasma qui survient avant l'ictère. Cette coïncidence remarquable est loin d'être la règle ; et les observations d'ictère chronique abondent dans lesquelles il n'est fait aucune mention du xanthome, qui n'aurait certes pas passé inaperçu s'il avait existé. D'un autre côté, les observations de xanthelasma même généralisé, sans ictère, deviennent de moins en moins rares, surtout depuis que l'on distingue les ictères vraies, des *pseudo-ictères*.

En effet, parmi les malades atteints de xanthelasma dont la peau présente une coloration jaune ou verdâtre, il en est chez lesquels la jaunisse est bien réelle et expliquée par une maladie de foie concomitante. Mais il en existe un certain nombre d'autres où manquent les signes caractéristiques de l'ictère. Chez eux, la peau présente, il est vrai, une teinte jaune d'ocre ou jaune verdâtre plus ou moins foncée ; mais les conjonctives ont leur coloration normale, les fèces ne sont pas décolorées, et il est impossible de déceler dans les urines la moindre trace de matière colorante biliaire. Tel est le cas signalé par Carry (1) d'une petite fille de 10 ans et demi, qui, at-

(1) Carry. Contribution à l'étude du xanthome. Ann. de derm. et de syphil., 1880.

teinte de xanthome, présentait une coloration jaune d'ocre de la peau, plus marquée au visage et au tronc qu'aux membres, et chez laquelle le foie, examiné par Gailleton; paraissait absolument sain.

L'examen des urines fait plusieurs fois au laboratoire de M. Cazeneuve démontra l'absence de matière colorante de la bile et vint confirmer l'opinion émise par le professeur de Lyon, qu'il ne s'agissait que d'une pigmentation anormale de la peau.

Chez un autre malade, observé à l'hôpital Saint-Louis par M. Besnier (1), la coloration jaune verdâtre ne s'étendait ni aux conjonctives, ni à la muqueuse buccale; il n'y avait non plus aucune lésion hépatique. Les urines furent examinées nombre de fois, et par le médecin, et par le pharmacien en chef de l'hôpital, le professeur Lutz, et jamais on ne put y découvrir la présence de matière colorante biliaire.

Il s'agit donc là d'une coloration spéciale de la peau, présentant de l'analogie avec la teinte de l'ictère, mais due à une tout autre cause, et que M. Besnier a appelée *xanthochromie*.

Quant au diabète, sa coïncidence avec le xanthelasma est moins fréquente, puisqu'il n'y a actuellement que six cas connus dont quatre seulement ont été publiés (2).

Le premier a été décrit par Addison et Gull, le second

(1) Note à la traduction des Leçons sur les maladies de la peau de Kaposi.

(2) Il en existe un septième, limité aux paupières, et qui fait l'objet d'une communication du Dr Crocker au Congrès international de médecine. Arch. of derm., 1882.

par Bristowe, le troisième est consigné dans la thèse de Gendre, le quatrième concerne la malade de M. Hillairet dont nous avons parlé précédemment, le cinquième a été signalé dans une communication orale à M. Chambard par M. Aubert, qui l'a cité dans une discussion sur le traitement du diabète par le bromure de potassium (Lyon médical, n° 7, 1884) ; enfin, le sixième a été observé par M. Malcom Morris.

Il semble résulter de l'examen de ces cas que le diabète donne au xanthome une physionomie particulière. L'éruption est presque toujours généralisée et semble envahir les régions de la peau sur lesquelles, dans les autres circonstances, elle n'a jamais été notée, comme le cuir chevelu (1). D'autre part, elle est moins tenace et a une grande tendance à la guérison spontanée au bout de quelques mois d'existence. Mais aussi, alors que cette guérison semble sur le point d'arriver, une nouvelle poussée surgit inopinément, comme c'est le cas du malade de M. Malcom Morris.

Parmi les diathèses en coïncidence avec le xanthelasma, on a noté le scrofule et l'arthritis, mais c'est surtout cette dernière dont l'existence a été le plus souvent constaté. MM. Hillairet, Chambard, Hutchinson en ont rapporté des exemples. Mais le mot arthritis est une dénomination peut-être par trop générale, et qui ne permet pas de serrer la question d'assez près.

D'une façon plus précise, le tempérament goutteux semble ne pas être sans influence. Colcott Fox a publié

(1) Addison et Gull. Mém. cité.

dans *the Lancet* une observation intéressante à ce point de vue. Il y est question d'une jeune fille de 21 ans qui présente des antécédents goutteux tout à fait exceptionnels, puisque les grands parents paternels et maternels ont tous les quatre souffert de la goutte qui a épargné son père et sa mère; mais elle, vers l'âge de 10 ans, commence à avoir de l'urticaire, puis des douleurs dans les membres, bientôt suivies d'un gonflement lent et graduel au niveau des articulations phalangiennes et métacarpo-phalangiennes; elle a au cœur un souffle d'insuffisance mitrale, et les plaques de xanthelasma qui s'étaient montrées déjà douze ou quinze mois après la naissance et avaient persisté, augmentent de nombre et se développent au coude, au calcanéum, etc., dans la dix-huitième année.

Mais comment agissent ces diathèses ou ces maladies? Est-ce par altération du sang ou par action du pigment biliaire?

Cette dernière semble insuffisante, car il y a tant d'ictères sans xanthelasma et de xanthelasma sans ictère qu'il est bien certain que la présence dans le sang du pigment biliaire n'est ni suffisante ni nécessaire.

L'altération du sang semble au contraire rendre beaucoup mieux compte des lésions observées. Mais elle est encore bien inconnue dans sa nature et dans la manière dont elle agit. Il n'y a encore à ce sujet que des hypothèses. C'est ainsi que M. Potain émet cette supposition que le xanthelasma pourrait être « le résultat d'une altération, d'une oxydation particulière développée sous l'influence d'une maladie du foie ». Pour M. Quinquaud, cette altération serait caractérisée par une augmentation des matières grasses et de la cholestérine contenues dans le liquide sanguin et par la diminution de l'hémoglobine et de son pouvoir absorbant pour l'oxygène. Il y aurait alors par action de la graisse sur les sels du sang, production d'un savon, qui, en se déposant dans les éléments anatomiques du derme, les irriterait et déterminerait leur prolifération. Mais comme, en même temps, la puissance d'oxydation de l'hémoglobine est diminuée, les combustions organiques seraient moins intenses, et l'inflammation, au lieu d'évoluer d'une manière complète, n'aboutirait qu'à la dégénérescence graisseuse.

Mais ces conditions sont encore loin d'être suffisantes En effet dans un cas de cancer du foie sans ictère et sans xanthelasma, Frerichs a trouvé que la proportion des matières grasses contenues dans le sang était plus grande qu'à l'état normal. Il est certain, d'autre part, que chez ce malade, la quantité d'hémoglobine était diminuée, comme elle l'est toujours dans le cancer en général et dans celui du foie en particulier, ainsi que l'a établi M. Quinquaud. Les deux conditions de production du xanthome se trouvaient donc là réunies, sans qu'il y ait eu, pour cela, production de la maladie. Du reste, ce savant est le premier à reconnaître l'insuffisance de son hypothèse et à affirmer qu'il y a d'autres causes déterminantes, encore entièrement inconnues.

Quant à la présence de microbes spéciaux, elle est encore à démontrer. M. Balzer qui avait cru les découvrir, a donné lui-même la réfutation et de cette opinion (1). On

(1) Balzer. Arch. de physiologie, 1884.

doit donc pour le moment réserver cette explication très séduisante, des lésions élastiques et cellulaires du xanthelasma, et attendre de nouvelles recherches.

En résumé le xanthelasma se rencontre dans trois circonstances bien déterminées.

1° C'est une lésion exclusivement localisée aux paupières sans retentissement sur la santé générale.

2° Les plaques, les tubercules ou les tumeurs envahissent différents sièges, notamment les plis de flexion, les coudes et les genoux ; mais, malgré cette dissémination, les malades sont robustes et très bien portants (Brachet et Monnard, de Vincentis, etc.).

3° Enfin cette généralisation coïncide avec un état général plus ou moins mauvais, soit chronique (ictère, diabète, etc.), soit aigu (Rigal).

ANATOMIE PATHOLOGIQUE.

Si l'on pratique la section d'une plaque de xanthelasma on constate, à l'œil nu ou avec un faible grossissement, que le derme contient de petites traînées jaunâtres plus ou moins étendues, présentant quelque ressemblance avec le tissu cellulo-adipeux. La substance dont elles sont formées fait corps avec le derme et la pression ne peut l'en détacher, comme ce serait le cas s'il s'agissait de matière sébacée contenue dans une glande devenue kystique.

Si l'on sectionne un tubercule, l'apparence est à peu près la même; si ce n'est que la tache est circulaire ou elliptique à contours un peu diffus, beaucoup moins étendue, mais pénétrant plus profondément et se trouvant en contact avec le tissu sous-cutané.

Dans les tumeurs, la coupe est d'une coloration jaune, ou jaune d'ocre uniforme, le tissu en paraît homogène et fibreux et la pression n'en fait sourdre qu'un peu de suc jaunâtre. Par leur partie superficielle, ces tumeurs se continuent avec le derme qui offre les mêmes transformations ; par leurs parties profondes, elles sont en rapport avec le périoste, les tendons ou les aponévroses. Dans certains cas, elles n'adhèrent pas à ces tissus ; dans d'autres, au contraire elles leur sont intimement soudées et même envoient dans les interstices qui séparent les trousseaux fibreux, des prolongements qui pénètrent assez profondément pour en rendre la dissection longue et difficile.

Une des tumeurs examinées par M. de Vincentiis présentait à son centre une cavité ovoïde limitée par une capsule fibreuse, qui, par des cloisons issues de presque toute sa surface, amenait la formation de loges de formes variées, dont les unes étaient vides, tandis que les autres étaient remplies d'une sorte de coagulum. C'est la seule observation de transformation kystique du xanthelasma qui ait été faite jusqu'à présent.

Tels sont les caractères microscopiques que présente cette affection, dont nous allons maintenant examiner la structure histologique.

Connue sous la dénomination de molluscum sebaceum, et de laminæ flavæ epithelii cutis, elle reçut d'Erasmus Wilson le nom de xanthelasma ; appellation qui a l'avantage de ne préjuger en rien de sa nature histologique. Mais c'est Pavy le premier, puis Hilton Fagge, Franck Schmith, Murchison qui constatèrent que la coloration était due non à un dépôt de pigment biliaire, mais à des granulations et à des gouttelettes graisseuses. Pour ces auteurs la matière grasse était située dans les mailles du tissu conjonctif.

Waldeyer se livra à une étude très soigneuse des lésions histologiques et pour avoir une base précise, il commença par étudier la structure normale de la peau des paupières. D'après lui, le derme de ces régions est formé de faisceaux conjonctifs larges et solides, unis de distance en distance, par de délicates fibrilles, dont l'ensemble forme un réseau aérolaire lâche, dans lequel l'infiltration œdémateuse peut se faire facilement et amener un gonflement considérable des parties. A ce réseau se trouvent adjointes des cellules conjonctives fusiformes et étoilées, assez espacées en général, mais réunies en plus grand nombre autour des follicules pileux, des glandes sébacées, des glomérules des glandes sudoripares, et dans les gaines vasculaires et nerveuses. Çà et là dans les couches supérieures du derme on rencontre, mais à l'état isolé des cellules étoilées contenant du pigment.

Dans le xanthelasma cette structure est modifiée, et on constate : un accroissement léger du nombre des cellules pigmentaires, en même temps qu'une prolifération considérable des cellules conjonctives. Cette multiplication est surtout marquée autour des appareils glandulaires, des vaisseaux et des nerfs; ces cellules proliférées présentent une coloration jaunâtre due à une dégénérescence graisseuse rapide.

Il distingue cette hyperplasie des autres.

1° Par l'apparence du dépôt graisseux qui n'est pas sous forme de granulations aussi fines que dans les dégénérescences d'autres causes, puisqu'il se montre parfois sous l'apparence de larges gouttes.

2° Par le fait que cette dégénérescence ne paraît pas avoir d'influence destructive sur la cellule elle-même, puisque quand la graisse a été enlevée, il reste avec le noyau une quantité de protoplasma plus considérable que celle qu'on trouve dans un corpuscule normal de tissu conjonctif des paupières.

Virchow, Manz, Wickham Legg, Kaposi constatent les mêmes modifications cellulaires, mais ils interprètent différemment le résultat de leurs recherches. C'est ainsi que Virchow fait du xanthelasma un fibrome lipomateux, que Legg conclut à une dégénérescence graisseuse, pure et simple et que Kaposi, rejetant la dénomination adoptée par l'histologiste allemand et l'opinion de l'auteur anglais, admet une néoplasie conjonctive interstitielle avec dépôt de graisse dans les cellules.

Antérieurement à lui, O. Geber et Simon, frappés de l'intensité d'une localisation habituelle, mais qui ne tient pas une place prépondérante dans l'ensemble des lésions, considérèrent l''hypertrophie hyperplastique des glandes sébacées comme la caractéristique histologique du xanthelasma.

Tel était l'état de la question quand parut le travail de M. Chambard dans les Archives de physiologie. Les examens qu'il a pratiqués portèrent sur une plaque palpébrale, sur un nodule excisé chez une ataxique et sur des fragments de peau atteinte de la forme tuberculeuse. De l'analyse de ces diverses préparations, il résulte que dans les formes du xanthelasma plan, tuberculeux et tubéreux :

1° L'épiderme reste sain, sauf un léger degré d'irritation de la couche malpighienne, qui se traduit dans la forme plane, par la transformation vésiculeuse du nucléole, et la présence d'une vacuole claire au sein du protoplasma, tandis que dans les formes tuberculeuses et tubéreuses, il y a en plus amincissement sensible de cette couche, probablement à cause de la compression qu'elle subit par suite du développement du nodule vers les parties extérieures.

2° Que l'altération porte sur le derme. Dans le voisinage des plaques et des tubercules, on observe des modifications qui marquent pour ainsi dire les étapes que suit la cellule conjonctive pour arriver de l'état sain à celui de cellule xanthelasmique. En effet à une certaine distance du nodule ou de la plaque, elle subit l'altération que l'on désigne sous le nom de tuméfaction trouble. Un peu plus près il y a infiltration albumineuse du protoplasma qui est creusé de vacuoles très fines et nombreuses et dans lequel le noyau est moins net. Plus près encore, la masse protoplasmique prend un aspect gras et une teinte jaune clair, le noyau commence à se segmenter. Enfin au niveau des plaques ou tubercules, les cellules conjonctives sont devenues de grosses vésicules arrondies, très refringentes, d'une coloration jaune clair ou jaune d'or, entourées d'une fine membrane d'enveloppe et placées dans les interstices des faisceaux conjonctifs. Si par l'action des réactifs on débarrasse le protoplasma de cette graisse, on voit qu'il contient de nombreux noyaux ronds très petits, d'un volume uniforme et fortement colorés par le carmin.

Dans le centre du tubercule, là où la lésion est la plus ancienne et le processus morbide le plus avancé, l'apparence cellulaire a complètement disparu et l'on rencontre dans les mailles du tissu conjonctif écartées, de petites masses ayant tous les caractères optiques et chimiques de la graisse, dans lesquelles on ne trouve plus aucune structure cellulaire, mais qu'il semble assez logique de considérer comme des cellules conjonctives parvenues au dernier terme de la transformation xanthelasmique. Quant aux faisceaux conjonctifs, leur état est variable ; tantôt ils paraissent sains, comme dans la forme plane; tantôt ils semblent atrophiés et en partie disparus : tantôt, comme dans la forme tubéreuse, ils ont pris un développement si considérable que la tumeur ressemble à un véritable fibrome, et que c'est seulement l'examen des parties périphériques, c'est-à-dire des plus récemment atteintes, qui peut faire reconnaître la véritable nature de la lésion.

Les altérations portent également sur les autres systèmes qui entrent dans la composition du derme.

C'est ainsi que les vaisseaux qui traversent les parties atteintes de xanthelasma ou se rencontrent dans leur voisinage, présentent un épaisissement considérable de leur tunique externe, une periartérite qui s'accompagne souvent d'endartérite amenant nne diminution et parfois même une oblitération presque complète du calibre vasculaire. Les capillaires, les veinules et les lymphatiques semblent avoir disparu.

Les glandes sébacées et sudoripares sont entourées d'une zone scléreuse qui peut, par la compression de l'épithélium glandulaire, amener son atrophie.

Enfin, les nerfs n'échappent pas à la maladie. Les gaines lamelleuses concentriques sont atteintes de sclérose, soudées les unes aux autres, épaissies, et au lieu de cellules endothéliales qui les tapissent à l'état normal, on trouve des petites masses graisseuses xanthelasmiques, tout à fait analogues à celles qu'on rencontre au centre des nodules de la peau. Cette sclérose détermine par compression la segmentation, puis la disparition de la myéline, de telle sorte qu'on n'aperçoit plus que le cylindre-axe entouré d'une zone fibreuse.

Tels sont les principaux faits observés et décrits par M. Chambard, qui, outre la découverte des lésions vasculaires et nerveuses, a eu le mérite de donner du xanthelasma une description si exacte, qu'elle a servi de base et de guide à tous les auteurs qui ont écrit après lui sur la question.

Plus récemment a paru, dans la *Rivista clinica*, un travail très bien fait de M. de Vincentiis sur l'histologie du xanthelasma. Cet auteur s'est livré à l'étude minutieuse d'un cas de xanthelasma en tumeur observé sur une jeune femme de 20 ans très robuste, très bien portante, n'ayant jamais eu ni jaunisse, ni affections cutanées, ni aucune maladie sérieuse. Sa description concorde, en général, avec celle donnée par M. Chambard et complète, sur plusieurs points, la connaissance générale de la maladie. C'est ainsi que le professeur italien constate que les cellules les plus profondes, celles qui paraissent les plus anciennes, contiennent, au lieu de graisse, des amas de bâtonnets à extrémités arrondies, quelquefois disposés avec ordre, d'autres fois sans la moindre régularité; il reconnaît que ces bâtonnets ne sont pas constitués par des amas de bacilles, malgré leur apparence qui imposait en quelque sorte cette recherche, mais que ce sont des cristaux analogues à ceux qui avaient été vus auparavant par M. Pierret et que le professeur de Lyon avait considérés comme formés de tyrosine, opinion qui était venue confirmer l'analyse chimique faite par M. le professeur Cazeneuve. Il insiste aussi plus que son prédécesseur sur le développement primitivement périvasculaire des éléments xanthelasmiques; et les figures qui accompagnent son travail sont très démonstratives. Il signale enfin un fait qui n'avait pas été observé jusqu'alors, la transformation kystique de ces tumeurs.

Antérieurement au travail de M. de Vincentiis, M. Balzer publia, dans la *Revue de médecine*, la relation de l'examen histologique qu'il fit d'un cas de xanthelasma tubéreux. Il constata les altérations déjà décrites, et la présence de cristaux d'acide gras dans les cellules. Mais de plus, il fut frappé de la forme et de la disposition d'un grand nombre de petits corpuscules qui se voyaient dans les cellules et, autour d'elles, dans les espaces conjonctifs. L'idée lui vint alors que c'étaient peut-être des microbes. Une analogie, au moins dans la forme, entre le xanthelasma et la lèpre, la nécessité qui s'impose à l'heure actuelle, de rechercher dans les maladies de cause inconnue, une origine parasitaire, justifiaient grandement cette hypothèse. Pour s'en assurer, il soumit les coupes à l'action de l'ammoniaque, de l'éther froid pendant vingt-quatre heures, puis de l'éther bouillant; il essaya de dissoudre ces granulations par l'éther et l'alcool après un séjour préalable dans l'acide acétique et la potasse à 40 0/0, et cela sans résultat. L'action de l'essence de térébenthine et de girofle pendant plusieurs heures fut aussi impuissante. Enfin l'acide osmique ne les colora pas en noir. On pouvait donc conclure que ces granulations n'étaient pas constituées par de la graisse. Leur coloration par l'acide picrique et le violet de méthylaniline venait, au contraire, donner appui à l'hypothèse, qu'il s'agissait là de microbes.

Ces granulations, arrondies ou un peu allongées, étaient accompagnées de quelques minces bâtonnets, placés assez souvent en séries linéaires droites ou brisées. On les rencontrait dans les cellules au niveau du noyau et du protoplasma et dans les espaces interfasciculaires. Elles étaient surtout abondantes dans les cellules les plus jeunes, les plus anciennes n'en contenant plus aucune.

Des observations, négatives à ce point de vue, publiées par MM. Chambard, de Vincentiis, Korach et Hanot, firent naître dans l'esprit de l'auteur des doutes sur l'exactitude de son interprétation. Examinant alors les coupes de diverses provenances, notamment celles d'un malade mort dans son service et dont il avait pu faire l'autopsie, il put déterminer la nature véritable de ces granulations. L'observation qui lui permit de faire cette rectification doit être rapportée en entier à cause de l'intérêt qu'elle présente au point de vue de la généralisation véritablement exceptionnelle de la maladie et des découvertes histologiques qu'elle amena.

Obs. — Guillemain, maçon, âgé de 49 ans, entre 26 octobre 1882, à l'hôpital Saint-Louis, au nº 39, du service des Baraques, atteint d'une phthisie pulmonaire au troisième degré. D'après ses renseignements, sa mère aurait succombé aussi à une affection pulmonaire chronique. Il aurait eu la fièvre intermittente pendant son service militaire. Depuis cette époque, il s'était toujours bien porté et n'a commencé à tousser qu'au mois d'avril 1884. *Il affirme tout particulièrement n'avoir jamais eu la jaunisse.*

Depuis un an, il a eu plusieurs hémoptysies de peu d'importance et s'est affaibli progressivement, au point que depuis sept mois il a dû interrompre son travail. Son état s'est trouvé seulement un peu amélioré après un court séjour dans le service de M. C. Paul. Il se plaint depuis plusieurs mois de maux de tête qui surviennent le matin et cessent dans la journée. Le sulfate de quinine et le salicylate de soude, administrés successivement, le soulagèrent beaucoup. Puis il fut pris au mois de novembre de frissons violents, survenant irrégulièrement plusieurs fois par semaine avec élévation de la température jusqu'à 39°,5.

L'examen de la poitrine faisait reconnaître une excavation assez considérable au sommet droit, avec souffle et gargouillements ; au sommet gauche, gros râles sous-crépitants, et râles muqueux disséminés dans toute la poitrine, mais prédominant à droite.

Rein au cœur.

Inappétence absolue. Diarrhée persistante; sur toute la surface du corps, le malade présente d'abondantes plaques de xanthelasma qu'il dit avoir toujours observées depuis son enfance. Il prétend même qu'elles ont été plus marquées dans le jeune âge que présentement.

Ce sont des plaques de xanthelasma planum, d'un jaune pâle, visibles surtout lorsqu'on presse un peu la peau. Elles sont très irrégulièrement distribuées et d'étendue très variable, depuis moins d'un millimètre carré jusqu'à plus d'un centimètre carré environ. Elles sont surtout nombreuses sur la peau du ventre, autour de l'ombilic, où elles font un léger relief. Il y en a moins sur la poitrine et sur la face postérieure du tronc, où elles manquent à peu près complètement. On les trouve en très grand nombre au cou, surtout à sa partie postérieure ; elles suivent les plis de la peau, qu'elles accentuent en formant des bourrelets, et leur plus grand diamètre est parallèle à ces plis.

La face du malade est jaune, mais il n'y a pas d'ictère réel appréciable aux conjonctives ou dans les urines. Sur les membres, les plaques jaunes sont surtout abondantes au niveau des plis de flexion, dans le creux axillaire, au plis du creux poplité. Elles font à peu près complètement défaut dans les autres régions.

Atteint d'une diarrhée incoercible qui résiste à tous les remèdes employés, le malade s'affaiblit et se cachectise rapidement. Les membres inférieurs et la paroi abdominale sont envahis par l'œdème; il succombe le 29 novembre, à huit du soir.

Autopsie.— Poumons farcis de tubercules et de masses fibro-caséeuses ; adhérences nombreuses aux deux sommets.

Le foie est volumineux, d'une couleur d'un jaune d'ocre un peu spécial. Pourtant l'examen microscopique, pratiqué ultérieurement, a montré qu'il s'agissait simplement d'un foie gras, sans autres lésions particulières.

Les reins sont un peu sclérosés.

Rate normale.

Les altérations les plus intéressantes s'observe du côté *du cœur.*

L'oreillette droite offre à sa surface interne une coloration blanc jaunâtre dans presque toute son étendue, sans épaississement bien appréciable de l'endocarde. Cette coloration est visible surtout sur les colonnes charnues et principalement sur les plus saillantes; elle manque sur les parties postérieures de ces colonnes et dans l'auricule. Cette coloration est un peu comparable à celle des plaques de sclérose de l'endocarde, mais pourtant la surface de la membrane est peut-être d'un aspect plus mat, plus opaque que dans la sclérose. Elle se voit aussi du côté de la surface péricardique, mais avec moins de netteté. La lésion ne s'accompagne pas de rétraction de l'endocarde, sauf dans les ventricules droit et gauche, où il existe plusieurs plaques d'étendue variable, disséminés sur les piliers et sur les colonnes charnues des parois antérieure et postérieure.

Les plaques de la peau et du cœur après durcissement dans l'alcool absolu furent soumises à l'action de diverses substances colorantes, notamment du picro-carmin et de l'éosine, après dissolution de la graisse par l'éther, l'essence de girofle et l'alcool absolu. Les coupes colorées par ce dernier réactif furent montées dans la solution de potasse à 10 0/0 ou à 40 0/0. Un faible grossissement permit de constater le grand nombre de plaques sur une même coupe, leur situation au-dessous des papilles, dans les parties moyenne et profonde du derme, leurs dimensions très variables en largeur et en profondeur. On pouvait constater très nettement que ces plaques étaient formées par du tissu fibreux coloré en rose par le carmin et par une matière colorée en jaune verdâtre par l'acide picrique.

A un fort grossissement on voit, dit M. Balzer : « que cette matière n'est autre chose que du tissu élastique offrant des altérations remarquables. Le tissu conjonctif, comme nous l'avons dit, est épaissi et forme des trousseaux épais qui cloisonnent irrégulièrement les plaques de xanthelasma et limitent ainsi des espaces que remplit le tissu élastique altéré. Il y a parfois une esquisse de lobulisation mais irrégulière et incomplète. Le tissu élastique qui enveloppe ces trabécules est hypertrophié : ses fibres ont pris un développement double ou triple de ce qu'il est normalement. Y a-t-il eu même hyperplasie et multiplications de fibres ? c'est ce qu'il est très difficile d'apprécier. Nous ne le croyons pas et nous pensons que les fibres élastiques paraissent plus nombreux à cause de leur désagrégation et de leur rétraction.

En effet, les fibres ainsi hypertrophiées se fendent et se segmentent transversalement ; quelquefois leurs fragments se désagrègent et se disjoignent, de sorte que l'on croirait voir des amas de cristaux irréguliers ; quelquefois les fragments restent en contact bout à bout, donnant l'apparence de tubes de mycelium articulés. C'est surtout sur les préparations à l'éosine et à la potasse qu'il est facile de constater et de suvire l'altération des fibres élastiques. Elles commencent par se tuméfier, puis elles se fendillent transversalement sans se segmenter ; la fibre se tuméfie entre chaque trait de fente, de manière à devenir bourgeonnante et moniliforme ; plus tard, lorsque la segmentation est encore plus avancée, on croirait avoir sous les yeux des chapelets de spores déformées par pression réciproque. Enfin, lorsque les fragments sont détachés, ils restent ordinairement voisins les uns des autres et conservent la direction des fibres élastiques. Très souvent ces amas de petits fragments se trouvent en continuité avec des fibres saines auxquelles ils semblent appendus en forme de choux-fleurs. Le volume et la forme de ces petits fragments sont très variables ; on trouve toutes les variétés, depuis les segments semblables à des cristaux plus ou moins gros jusqu'aux petits grains élastiques. On voit plus rarement le fendillement se faire dans le sens de la direction des fibres. Celles-ci ne sont pas seulement altérées dans leur forme et dans leur texture, leur composition histochimique semble aussi être modifiée plus ou moins profondément. Elles se colorent moins bien par l'acide picrique ; l'éosine et la potasse leur donnent une nuance rouge violet plus foncée qu'aux fibres normales ; parfois au contraire elles résistent aux matières colorantes, même à l'éosine ; elles restent ternes et pâles, et il serait difficile de ne pas les prendre pour des cristaux, si l'on ne voyait leur continuation avec les fibres saines. Cette résistance aux matières colorantes s'observe aussi avec le bleu de méthylène, et nous y insistons d'une manière particulière, car elle nous fait comprendre les difficultés de l'observation, lorsque la matière élastique est totalement réduite en petits grains qui ne diffèrent plus des granulations de diverses origines, protoplasmiques ou autres.

En résumé les masses xanthelasmiques situées entre les trabécules conjonctifs sont donc uniquement constituées ici par de la matière élastique provenant des fibres élastiques qui, après s'être hypertrophiées, se sont fendillées, segmentées, de manière à revenir à l'état de fragments. Il y a très peu de graisse et peu de cellules xanthelasmiques. Sur certaines coupes, cette régression est tellement avancée qu'on ne trouve plus la direction des fibres élastiques et qu'on ne voit plus que des masses presque compactes de grains irréguliers et opaques. Le processus est partout le même, aussi bien pour les petites plaques disséminées dans le derme que pour les larges plaques superficielles et profondes. Il en est le même dans les parois vasculaires, nous l'avons retrouvé jusque dans les appareils élastiques les plus delicats et la peau, autour des glandes sudoripares. »

Dans l'endocarde les plaques sont plus étendues, moins disséminées, situées dans les couches profondes, au voisinage du myocarde, dans lequel elles pénètrent parfois, en suivant la trame conjonctivo-vasculaire qui le cloisonne. Les cellules xanthelasmiques, rares dans la peau et l'endocarde, sont au contraire assez nombreuses dans le myocarde et contiennent des particules dont les caractères micro-chimiques sont les mêmes que ceux des grains élastiques libres. Il s'agit donc là de granules élastiques englobés par le protoplasma des cellules conjonctives.

Reprenant alors le cas de MM. Brachet et Monnard et examinant des coupes provenant d'une malade de M. Hanot et d'une autre observée à la clinique de M. le professeur Fournier, M. Balzer retrouve les mêmes lésions du tissu élastique. Il fait remarquer alors que leur intensité est très variable et paraît en rapport avec la rapidité de marche ou le degré d'ancienneté de la maladie.

En effet, dans les quatre cas examinés à ce point de vue deux concernent des hommes chez lesquels la maladie datait de l'enfance, tandis que les deux autres sont relatifs à des jeunes filles chez lesquelles l'apparition du xanthelasma était de date relativement récente. Or, dans les deux premiers, les lésions du tissu élastique étaient considérables, tandis qu'elles étaient peu marquées dans les deux derniers.

Auparavant MM. Renaud et Rigal dans l'examen histologique des pièces provenant du soldat Roussel, avaient noté l'existence de grains brillants disséminés ou rangés en séries et offrant tous les caractères du tissu élastique. Ces auteurs, se basant probablement sur la disposition des grains et l'abondance plus grande du réseau élastique dans leur voisinage, admettent sa prolifération, tandis que M. Balzer semble plutôt pencher vers une destruction de ce tissu. Dans les cas observés par notre maître, les phénomènes de désorganisation sont en effet bien nets. Cependant, en présence des constatations de M. Renaut, il nous semble impossible, à l'heure présente, de nous prononcer d'une façon absolue. D'ailleurs les deux cas sont-ils tout à fait identique ? L'un a une marche rapide, les allures d'une maladie générale grave ; dans l'autre l'évolution est longue et silencieuse, sans retentissement sur l'organisme. Peut-être même, y a-t-il succession des deux processus de destruction et de réparation. Il y aurait là entre les altérations des fibres élastiques et des fibres conjonc- une analogie assez remarquable. Il est certain que pour ces dernières il y a atrophie des fibres anciennes qui sont remplacées par des nouvelles. Dans l'observation de M. Rigal, il est noté, en effet, que les faisceaux conjonctifs anciens, légèrement teintés en rose, n'existent avec leur apparence normale qu'à la périphérie de la tumeur, tandis qu'à son centre, ils sont dissociés et disparaissent sous l'influence de travées de faisceaux jeunes vivement colorés en rouge brique par le picrocarmin. Cette observation avait déjà été faite par M. Chambard, qui en donne une figure dans l'une des planches annexées à son mémoire. Au reste la présence successive, mais presque simultanée des deux processus de destruction et de réparation, dans le même point de tissu de substance conjonctive, n'est pas un fait exceptionnel en pathologie. Le tissu osseux en présente un exemple depuis longtemps connu. Dans l'ostéite condensante, véritable sclérose des os, suivant l'expression de MM. Cornil et Ranvier, il y a d'abord raréfaction, destruction du tissu osseux qui est bientôt remplacé par un tissu de même nature, de nouvelle formation.

Parvenu au terme de l'énumération peut-être un peu longue des différentes acquisitions faites peu à peu sur la structure du xanthelasma, il nous semble nécessaire de réunir dans une même description les particularités anatomiques qui permettent de caractériser la maladie.

Les lésions portent :

1° Sur le tissu conjonctf dermique,chorial ou séreux.

2° Sur les vaisseaux.

3° Sur les nerfs.

4° Sur les glandes.

1° *Tissu conjonctif.* — Les lésions du tissu conjonctif intéressent les cellules, les fibres conjonctives et les fibres élastiques.

Du côté des cellules il y a irritation nutritive et prolifération. Parmi elles, les unes subissent l'altération dite xanthelasmique, les autres redeviennent cellules endothéliales du tissu conjonctif.

Les premières augmentent de volume par accroissement de leur protoplasma, en même temps qu'elles se chargent de graisse. Leur noyau se tumefie, se segmente, cette division se poursuit, et finalement certaines d'entre elles ont quelque ressemblance avec les cellules géantes. La graisse donne au corps cellulaire une coloration jaune et une réfringence particulière qui masquent les noyaux et les granulations. Mais à cette période, ces corps ainsi que le protoplasma ne sont pas dégénérés, car, si l'on fait disparaître cette graisse au moyen des réactifs appropriés, tous les détails de structure réapparaissent. A une période plus avancée, la cellule meurt ; son enveloppe a disparu, ses noyaux sont réduits à l'état de fragments, son protoplasma est invisible. Isolée ou réunie avec celles qui lui sont contiguës, elle forme, dans les mailles du tissu conjonctif écartées, de petits blocs graisseux remplis parfois de cristaux d'acides gras et de tyrosine, et dont l'origine cellulaire pourrait être mise en doute, si l'on avait entre cette cellule méconnaissable et les cellules normales, des degrés de passage et de transition. Ces blocs peuvent se dégager, s'émietter en fines granulations désormais libres, qui viennent occuper les espaces interfasciculaires. Parfois, mais non constamment, les cellules xanthelasmiques contiennent des granules ou des débris de fibrilles élastiques.

Celles qui ne suivent pas cette évolution deviennent fusiformes, leur noyau s'allonge et des fibrilles apparaissent dans les intervalles protoplasmiques. Elles vont constituer les cellules normales du tissu conjonctif de nouvelle formation.

Quant aux fibres conjonctives, leurs modifications sont variables. Tantôt dans le xanthelasma plan, par exemple, elles demeurent inaltérées ; tantôt, au contraire, les changements qu'elles éprouvent sont très marqués. Les fibres anciennes s'atrophient et disparaissent pour être remplacées par de nouvelles, qui prennent un développement considérable et arrivent à former ces tumeurs volumineuses présentant la dureté d'un fibro-cartilage auxquelles Virchow avait donné le nom de fibrome lipomateux.

Le tissu élastique subit des phénomènes de régression et peut-être d'hyperplasie ; peut-être se détruit-il d'abord pour se régénérer ensnite. Ses fibres deviennent plus grosses, moniliformes. Elles se fendillent se segmentent, et les fragments qui en proviennent demeurent libres entre les faisceaux ou sont englobés par les cellules.

2° *Vaisseaux.* — Les artères sont atteintes de périartérite et d'endoartérite qui amène la diminution et parfois l'oblitération complète du calibre du vaisseau. Cette lésion paraît être primitive.

Les altérations de veines n'ont pas été notées ; mais autour des troncs qui plongent des parties superficielles de la peau dans les parties profondes, M. de Vincentiis a signalé des amas considérables de cellules xanthelasmiques qui tantôt n'occupent qu'un point de la paroi, tantôt au contraire forment au vaisseau une gaine complète.

Les capillaires et les lymphatiques semblent avoir disparu.

3° *Nerfs.* — Les nerfs subissent la même altération scléreuse, ils sont atteints de périnévrite et d'endonévrite, lésions qui ne sont sans doute pas étrangères aux sensations pénibles ou douloureuses dont se plaignent les malades. Leur altération est inconstante et n'a pu être rencontrée dans un certain nombre de cas.

4° *Glandes.* — Les gaines adventices des glandes sébacées et sudoripares sont atteintes de sclérose, tandis que l'épithélium reste intact. On comprend cependant que la compression produite par le tissu nouveau puisse déterminer la destruction de l'épithélium et produire ainsi le phénomène noté par M. Rigal, de diminution, puis de suppression de la transpiration cutanée.

L'analyse chimique du xanthome a été faite par M. Cazeneuve qui y a constaté la présence de la tyrosine, et d'une matière colorante jaune analogue à la lutéine. Il n'y a pas rencontré de pigment biliaire, mais seulement des substances albuminoïdes et de la graisse.

M. Quinquaud a trouvé que cette substance y est en quantité 3 ou 4 fois plus considérable que dans un même poids de derme sain du même malade, qu'il y a prédominance de stéarine, mais qu'il y a aussi de la margarine et de la cholestérine.

D'après le même auteur le sang d'un sujet atteint de xanthelasma contient six fois plus de matière grasse qu'à l'état physiologique.

Tel est l'ensemble des modifications de structure que l'on rencontre dans le xanthome. Mais ces lésions ne présentent pas dans tous les cas le même degré de développement ; et la forme qu'elles revêtent semble sous ce rapport avoir une certaine importance. C'est ainsi que le xanthelasma plan est caractérisé par la prédominance des altérations cellulaires et l'abondance des matières grasses avec sclérose xanthomateuse nulle ou peu s'en faut. Les lésions élastiques peuvent y être très accusées ainsi que l'a constaté M. Balzer, mais les faisceaux conjonctifs ne sont pas modifiés. Dans les formes tuberculeuse et tubéreuse, au contraire, l'élément fibreux tient la première place, alors que les cellules dégénérées sont rares et ne peuvent être trouvés que dans les parties les plus jeunes de la tumeur. De plus, dans les trois variétés, on rencontre parfois, surtout quand elles sont anciennes, une désorganisation très marquée du tissu élastique.

En résumé, les lésions xanthelasmiques, constantes dans leur ensemble, sont très variables suivant les cas; et la particiption des divers éléments du tissu conjonctif est loin d'être toujours la même. Tel exemple sera remarquable par l'abondance de la graisse et l'altération cellulaire, tel autre par l'hyperplasie conjonctive, un troisième par la destruction du tissu élastique, et suivant la prédominance de l'un ou de l'autre de ces éléments les dénominations et les opinions relatives à sa nature sont très diverses.

A ce point de vue, les auteurs qui ont écrit sur la question, se divisent en deux camps. Les uns admettent qu'il y a néoplasie, les autres processus inflammatoire.

Parmi les premiers, Virchow soutient que le xanthelasma est un fibrome lipomateux, de Vincentiis que c'est un endotheliome adipeux. Les appellations qu'ils adoptent se ressentent de la prédominance, dans l'un des cas, de l'élément fibreux; dans l'autre, de l'élément endothélial. Elles n'ont d'analogue que l'épithète, qui rappelle la présence de matières grasses, ajoutées aux éléments principaux de la tumeur.

Parmi les seconds, M. Chambard invoque un processus irritatif et régressif; M. Quinquaud, un genre partilier d'inflammation qu'il nomme *phlegmasie adiposique.*

En l'état de nos connaissances, la place que le xanthelasma doit occuper en nosologie est encore bien indéterminée. Cependant il semble plus rationnel d'admettre un processus qu'une néoplasie.

En effet, la participation très variable des éléments du tissu conjonctif à la production de la tumeur, l'inconstance des altérations de ces éléments, ne permettent pas de lui assigner une caractéristique histologique précise et toujours la même. Tandis qu'au contraire, dans l'hypothèse d'un processus, il est plus facile d'admettre que, sous l'action de causes cachées et à déterminer, tantôt l'élément lésé soit le tissu élastique, tantôt les fibres conjonctives, tantôt les cellules endothéliales (1).

La question de la nature du xanthelasma est encore prématurée et il est nécessaire d'attendre de nouvelles recherches pour se prononcer d'une façon absolue (2).

(1) Pye-Smith semble admettre la possibilité de ces deux états quand il décrit deux formes dans la marche des lésions; l'une, inflammatoire, aboutit à la dégénérescence graisseuse; l'autre, néoplasique, devient tumeur.

(2) On a comparé (Howse, Trans. of the path. Soc. of London, 1873) et même assimilé les lésions du xanthélasma à celles de l'athérome artériel. Mais les caractères histologiques et l'évolution en sont tout à fait différents. Les lésions de l'athérome ne sont pas stationnaires indéfiniment, comme celles du xanthome; il y a destruction de tissus, infiltration calcaire, et la tendance à la guérison, certaine pour le xanthome, est nulle dans l'athérome.

DIAGNOSTIC.

Le diagnostic du xanthelasma ne présente pas en général de difficulté.

Si l'on a affaire à la forme plane, la coloration jaunâtre des plaques, leur forme, leur présence aux paupières, leur souplesse, leur indolence, l'absence de prurit permettent la plupart du temps d'en reconnaître aisément la nature. Parfois cependant, notamment sur le corps, leur teinte est si peu marquée qu'elles pourraient passer inaperçues à un examen superficiel. Dans ce cas, si le médecin, mis en éveil par la présence aux paupières de taches bien nettes, porte son investigation sur les endroits de localisation préférée, il constate la présence de macules dont la teinte ne se détache que très peu sur le fond général de la peau, mais qui deviennent très évidentes grâce à un artifice. Par suite de l'altération vasculaire dont elles s'accompagnent, de la disparition des capillaires, la circulation à leur niveau est peu active, et la friction du tégument détermine une congestion passagère qui ne saurait atteindre les parties malades.

Celles-ci tranchent alors d'une manière très nette par leur coloration blanc jaunâtre sur le fond rose des régions voisines restées saines, et deviennent ainsi visibles.

Dans les variétés tuberculeuse et tubéreuse, le diagnostic est le plus souvent aisé. On ne confondra pas, par exemple, une tumeur xanthelasmique avec un kyste sébacé. Ce dernier, en effet, se rencontre principalement au cuir chevelu, au dos ou à la face, c'est-à-dire : dans les régions respectées par le xanthelasma, en tumeur qui s'observe surtout au voisinage des articulations; de plus, la pression dans certains cas, fera sortir du kyste une substance analogue à du suif, tandis que dans le xanthelasma elle demeurera sans effet.

Enfin dans ce dernier la teinte de la peau est tout à fait spéciale; dans le stéatome elle n'est pas modifiée.

Mais il peut y avoir confusion, si l'on a affaire à une ou plusieurs tumeurs xanthelasmiques qui ne présentent pas la coloration habituelle et qui sont situées en dehors de leur point d'élection. S'il y a coïncidence d'ictère chronique ou de diabète, ou bien, si la santé est bonne, et qu'il existe en même temps des taches caractéristiques aux paupières, on doit penser au xanthelasma; mais s'il y a état cachectique et absence de taches palpébrales, l'erreur est facile, et l'on peut croire à l'existence d'un squirrhe secondaire de la peau (1). Il faut alors interrof ger avec soin les viscères, et si cet examen reste négatiil n'y a plus de criterium que dans l'examen histologique de la tumeur.

M.de Wecker nie l'existence du xanthelasma des paupières, au bénéfice du milium. Dans tous les cas on aurait affaire à du milium confluent. Il y a là certainement une erreur; car si, à première vue, les deux affections

(1) Chambard. Arch. de phys., 1879.

peuvent être confondues, il est un moyen très simple de lever les doutes; c'est l'incision et la pression. S'il s'agit du milium, on fait sortir ainsi un petit amas graisseux, dont la nature histologique peut être aisément reconnue; s'il s'agit de xanthelasma, au contraire, il ne sort rien qu'un peu de sang.

Quant à la dégénérescence colloïde, il est rare de l'observer aux paupières, elle se rencontre principalement au nez, aux oreilles, aux joues, aux parties les plus exposées au soleil. Elle se présente sous l'apparence de petites taches gommeuses, quelquefois translucides qui, incisées, laissent sortir par expression, une substance gélatineuse blanchâtre ou jaunâtre.

Enfin peut-on confondre le xanthelasma avec l'affection cutanée appelée urticaire pigmentaire ou xanthelasmoïde?

Dans la maladie décrite par Colcott Fox, il y a deux périodes très différentes. La première est caractérisée par un état urticarien très marqué (papules très prurigineuses se recouvrant quelquefois de bulles, diminuant de volume peu à peu, mais reparaissant avec la plus grande facilité par le frottement); la seconde par des taches pigmentaires qui présentent une certaine analogie avec le xanthelasma. Dans celui-ci, la période d'urticaire fait absolument défaut; l'état bulleux n'a jamais été constaté, et au lieu de se développer dans les six premiers mois de la vie, il n'apparaît dans la grande majorité des faits, qu'à un âge beaucoup plus avancé.

Enfin, dans les cas où il y aura coloration jaune de la peau, l'examen des muqueuses conjonctive et buccale, la coloration des fèces. l'analyse des urines permettront de décider s'il y a ictère vrai ou xanthochromie.

Quant aux localisations viscérales du xanthelasma, elles n'ont donné lieu à aucun symptôme qui ait pu permettre d'en faire le diagnostic pendant la vie.

En somme, le xanthelasma n'est d'un diagnostic difficile que dans un très petit nombre de cas, à savoir, dans ceux où la coloration jaune fait défaut. Mais là encore il est presque toujours possible, grâce à l'ensemble des autres caractères, tels que sa situation dans le derme, son indolence, sa dureté, son siège, la lenteur de son évolution et la présence d'une maladie concomitante, comme l'ictère ou le diabète.

PRONOSTIC.

Le xanthelasma est une affection qui ne présente aucune gravité dans l'immense majorité des cas, puisqu'il n'y a que celui observé par le Dr Rigal qui se soit terminé par la mort. Et encore, la terminaison fatale ne survint-elle que par le fait d'une complication qui apparut soudainement pendant une période où l'éruption xanthélasmique était absolument stationnaire. De plus, il semble n'avoir jamais eu d'influence sur la marche ou la gravité des maladies générales qu'il accompagne. Son apparition au cours de l'ictère ou du diabète n'a donc aucune signification inquiétante.

Les seuls inconvénients qui en résultent proviennent de la gêne qu'il apporte aux mouvements des membres et des douleurs produites au niveau des régions atteintes.

TRAITEMENT

Bien que le xanthelasma soit, en général, sans gravité, la gêne qu'il occasionne et l'aspect désagréable qui résulte de la présence de ces taches sur les parties découvertes de la peau font que les persones qui en sont atteintes viennent réclamer l'assistance du médecin. Son intervention doit, suivant les cas, être médicale ou chirurgicale.

Quand on a affaire à des tumeurs xanthelasmiques qui, par leur volume ou leur situation, apportent une entrave au libre fonctionnement des membres ou au jeu des paupières, ou quand la généralisation des plaques ou des tubercules est peu étendue, le traitement chirurgical, soit par ablation, soit par raclage, soit par cautérisation, peut en débarrasser le patient.

L'ablation n'est pas toujours aisée par suite des prolongements qu'envoient parfois les tumeurs entre les aponévroses et les ligaments. La dissection peut en être laborieuse et le voisinage immédiat d'une articulation ne la rend pas sans danger.

Quand au raclage, il est d'une exécution plus facile, mais il faut savoir que, dans certains cas, il y a eu récidive et production d'un xanthome chéloïdien.

Si, au contraire, l'éruption est abondante, généralisée à la peau et aux muqueuses, et présente une grande dissémination, l'intervention médicale, beaucoup moins efficace, est alors seule possible. Le diabète, dans le cours duquel il est si souvent dangereux d'avoirs recours au bistouri, ressortit aussi à ce mode de traitement.

Le seul qui ait donné un résultat encourageant est celui qui a été tenté par M. Besnier. Chez un malade atteint de xanthome généralisé, le médecin de Saint-Louis a déterminé un certain degré de phosphorisme par l'administration, pendant un mois, de capsules d'huile phosphorée contenant chacune un milligramme de phosphore, Leur nombre peut être porté à six par jour. Au bout de ce temps, ce médicament fut remplacé par des capsules de térébenthine à la dose maxima de 10 grammes par jour, en même temps qu'on faisait sur les parties malades, des frictions quotidiennes d'alcoolé de térébenthine.

Au bout du second mois de traitement, dit M. Besnier, la réduction de toutes les papulles et de tous les tubercules était manifeste, les plaques avaient perdu toute élevure et la coloration était notablement atténuée.

Dans les cas où l'état général est mauvais, ou dans ceux qui revêtent la forme grave observée par le Dr Rigal, il faudra avoir recours aux toniques et suivre la ligne de conduite de ce médecin distingué.

INDEX BIBLIOGRAPHIQUE

1825. Rayer. — Traité des maladies de la peau. — Atlas des maladies de la peau (Pl. XXII, fig. 15).

1851. Addison et Gull. — On a certain affection of the skin, Vitiligoïdea; Guy's Hosp. Rep.

1866. Pavy. — Guy's Hosp. Rep.

1868. Hilton Fagge. — Trans. of the path. Soc. of London.

Jany et Cohn. — Sitzungsbericht der Schles. Vaterl. Geselchaft.

Wilks et Baldy. — A collection of the published writings of the late Addison.

1869. Smith. — On Xanthelasma, or Vitiligoïdea; Cut. med. Journ.

1870. Geisler. — Klinische Monatsblätter für Augenheilkunde, Febr.-Mars.

Hirschberg. — Ibid.

1871. E. Geber et O. Simon. — Note sur l'anathomie pathologique du Xanthelasma plan; anal. in Revue de Hayem.

Hutchinson. — A clinical Report on Xanthelasma palpebrarum, and on its signification as a symptom; Trans. of the med. chir. Soc., et in Saint Barthol. Hosp. Rep., 1874.

W. Legg. — Trans. of the path. Soc. of London.

Manz. — Klin. Monatsbl. für Augenheilk., Aug.-Sept.

Virchow. — Uber Xanthelasma multiplex; Virchow's Archiv.

Waldeyer. — Ibid.

1872. HEBRA. — Traité des maladies de la peau ; trad. Doyen, t. I. — Atlas der Hautkrank., liv. VIII, pl. X, fig. 1.
HUTCHINSON. — Cas de Xanthelasma; Brit. med. Journ.
KAPOSI. — Wiener medicin Wochenschrift.
1873. H. FAGGE. — Trans. of the path. Soc. of London.
HOWSE. — Ibid.
MOXON. — Ibid.
PYE-SMITH. — Ibid.
DE VINCENTIIS. — Contribuzione all' anatomia pathologica dell' ochio e suoi annessi; Movimento med. chirurgico.
WALDEYER. — Virchow's Archiv.
1874. CHURCH. — Heredity of certain forms of Xanthelasma of the lids; Saint-Barthol. Hosp. Rep.
GEISLER. — Klinik. Monatsbl. für Augenheilk. Febr. Mars.
W. LEGG. — Trans. of the pathol. Soc. of London. — Lancet.
HUTCHINSON. — Medico-chir. Trans.
1875. BÆRENSPRUNG. — Deutsche Klinik.
W. LEGG. — Arch. of Dermatology.
1876. BISTOWE. — A treatise on theory and practice of medicine.
FOOT. — Case of general Xanthelasma planum associated with chronic jaundice; Proceed. of the path. Soc. of Dublin; Journ. of med. Science.
NEUMANN. — Lehrbuch der Hautkrankheiten.
1877. LARRAIDY. — Th. de Paris.
FR. SMITH. — Trans. of the path. Soc. of London.
PYE-SMITH. — Guy's Hosp. Rep. — Path. Soc. of London.
TROLLOPE. — Du Xanthelasma dans le cours de l'ictère; Brit. med. Journ.
1878. BESNIER. — Journ. de méd. et de chir. prat. Leçon clin.; Gaz. des hôp.

1878. CHAMBARD. — Commun. à la Soc. anat. Mém. de la Soc. clin.

HILLAIRET. — Anat. du Xanth.; Progrès méd. Bull. de l'Acad. de méd.

MALASSEZ et DE SINÉTY. — Arch. de phys., 1878-1879.

MURCHISON. — Leçons sur les maladies du foie; trad. Jules Cyr.

POTAIN. — Leçon clin.; Gaz. des hôp.

QUINQUAND. — Bull. de la Soc. clin.

STRAUS. — Des ictères chroniques; th. agrég.

1879. CHAMBARD. — Xanthelasma généralisé avec ictère et hypertrophie du foie. Autopsie. Plaques jaunes laryngo-trachéo-bronchiques. Kystes hydatiques du foie et du poumon gauche. Tuberculose pulmonaire et péritonéale; France méd.

COLCOTT FOX. — Lancet.

TILBURY FOX. — Epitome of skin diseases. Philad.

FRIEDENREICH. — Xanthoma; Hosp. Tirende VI. 2 R. pp. 243-245.

W. LEGG. — Lancet. t. II.

WHITE. — Boston med. and surg. Journ.

1880. CARRY. — Contribution à l'étude du Xanthoma; Ann. de Derm. et Syphil.

GENDRE. — Th. de Paris.

SCHERWELL. — Arch. of Dermatology.

1881. BRACHET et MONNARD. — Observation d'un cas de Xanthome en tumeur; Ann. de Derm.

RIGAL. — Observation pour servir à l'histoire de la chéloïde diffuse xanthelasmique; ibid.

KAPOSI. — Leçons sur les maladies de la peau; annotées par Besnier.

1882. BALZER. — Revue de médecine.

CHAMBARD. — Dernières recherches sur le Xanthome; Ann. de Derm.

CROCKER. — Communic. au Congr. intern. de méd. Arch. of Derm.

1882. KORACH. — Ueber Xanthelasma universale ; Deutsches Arch. f. klin. med.

DE VINCENTIIS. — Endothelioma adiposo (communicazione nella riunione dell associazione ottalmologica italiana in Padova).

1883. CHAMBARD et GOUILLOUD. — Myôme xanthomateux développé dans un molluscum ; Arch. de Derm.

DUHRING. — Traité pratique des maladies de la peau ; trad. et annot. par Barthélemy et Colson.

MALCOM MORRIS. — A case of so called xanthoma tuberculosum ; Trans. of the path. Soc. of London (anal. par Chambard in Ann. de Derm. 1884).

RENAUT. — Art. *Dermatoses* in Dict. encycl.

DE VINCENTIIS. — Endothelioma adiposo ; Rivista clinica (anal. par Chambard in Ann. de Derm.).

1884. BALZER. — Recherches sur les caractères anatomiques du Xanthelasma ; Arch. de phys.

CHAMBARD. — La structure et la signification histologique du xanthelasma et la théorie parasitaire de cette affection ; Ann. de Derm.

HANOT. — Bulletin de la Soc. de Biologie.

MOULAGES DU MUSÉE DE L'HOPITAL SAINT-LOUIS.

N° 123. Vitiligoïdea. — Molluscum cholestérique (faces pal maire et dorsale de la main, service de M. Bazin).

Xanthelasma tuberculeux localisé aux fesses (id.) (pièce non numérotée).

655. Xanthelasma tuberculeux généralisé (mains, coudes, genoux et fesses). Service de M. Besnier.

366. Xanthelasma tuberculeux de la main.

542. Xanthelasma tuberculeux de la paume de la main ; Xanthelasma plan au niveau du sillon balano-préputial (service de M. Hillairet).

543 et 544. Xanthelasma des faces dorsale et palmaire (service de M. Hillairet).

Paris. — A. PARENT, imp. de la Fac. de médec., A. DAVY, successeur, 52, rue Madame et rue M.-le-Prince, 14.

www.ingramcontent.com/pod-product-compliance
Lightning Source LLC
LaVergne TN
LVHW011957160826
845678LV00002B/585

* 9 7 8 2 3 2 9 6 8 3 4 0 9 *